在宅医療・介護

寝たきりからのリハビリウォーク

岡本 勉・岡本香代子

歩行開発研究所

Copyright © 2018 by Okamoto & Okamoto
Published by
Walking Development Group
ISBN978-4-902473-23-0 C0075
Printed in Japan

はじめに

　半世紀前は人生50年といわれていたが、医療の進歩と生活様式の改善等の恩恵で80歳を過ぎても生きる時代になった。現在あらゆる分野で、力強く自分の道を歩き続けて活躍されている先輩方から、私たちは希望と前向きに生きる力を授かっている。
　80歳まで運動と栄養に気を配り、睡眠を十分にとって、充実した日常生活が過ごせていても、年齢に伴う病気や転倒で寝たきり状態になると、歩くために必要な筋力とバランス能力はなくなってしまう。私も、赤ちゃんから高齢者に至る歩行研究を50年間続けて、「健康寿命をのばす運動」「健康ウォーキング法」を出版・講演・教育活動を通じて普及してきたが、病気によってこれほど歩けなくなるとは、全く考えなかった。
　健康寿命をのばし「人生100年時代の戦略」を立てる日本の高齢化社会の中で、私は元気な高齢者グループに入るものと信じて、79歳まで365日、毎日歩き、走り続けてきた。80歳直前の大阪マラソンに出場した年の冬、病気がみつかり手術と入退院、そして術後の点滴治療で、私の日常生活が一変した。目標としていた「元気に歩いてのばそう健康寿命！」どころでなく、毎日の日常動作、特に片脚での衣類の着脱ができなくなった。日常の動作が制限されて運動量が低下すると、急激に筋力とバランス能力が落ちてしまう。元気とは程遠く生きる気力を取り戻すことで必死だった。化学治療の副作用で食事もとれなくて体力と気力を失った。私は、加齢・低活動・低栄養・病気が原因で筋肉量が減少する、世界の医学界で注目のサルコペニアの一人となった。

高齢者がサルコペニアになると、身体の機能が衰えて転倒しやすくなり、寝たきり介護、認知症、心の病気につながると言われている。癌や心疾患、脳血管疾患、肺炎が死因の上位であるが、これらも医療技術の進歩で減少し、さらに寿命が延びると予想されている。私もその恩恵を受けて命を永らえているが、寝たきりではなく自分で歩き、長生きしたいと強く願っている。

　前著の「老化予防のウォーキング－転倒・寝たきりを防ぐ歩行と日常動作－」では、筋電図的研究をもとに歩行の発達と退行の視点から、何歳になっても歩けるよう、中高年の方に意識してほしい「歩行老化のサイン」と予防のポイントについてまとめた。脳梗塞で入院した80歳の父を被験者にして、寝たきり状態を防ぐための歩行法や訓練方法を研究し、歩行回復に成功する過程を筋電図記録した。父はベッドサイドでの起立動作や、手押し車を用いた支持歩行等を併用して歩行を回復し、転倒して骨折する90歳まで元気に歩くことができた。

　今回は前著「老化予防のウォーキング」を参考に、私が被験者で、病気を携えて再び歩き始める高齢者として、寝たきりからの「リハビリウォーク」を娘（共著者）と一緒に研究・実践して、本書にまとめた。

　寝たきり状態になった80歳の歩行研究者が、自ら実践して再び歩けるようになった過程を紹介したこの本が、病気になってもあきらめず、自分の道を歩み続ける同世代や家族の方々のお役にたつことを願う。

岡本　勉

目次

はじめに 3

1章 歩行の老化 7

1. 歩行の変化 8
2. 歩行の発達と退行 10
3. 寝たきり 11
4. 歩行に必要な筋肉を鍛える 12

2章 寝たきりからのリハビリウォーク 13

自立歩行を回復する運動 14
寝たきり防止運動
　①背中を伸ばす 16
　②膝を伸ばす 18
　③つま先を上げる 20
　④椅子から立つ 22
　⑤背伸びをする 24
　⑥歩行筋を鍛える 26
　⑦片足で立つ 28

寝たきり防止ウォーク
　①手押し車で歩く　30
　②杖を使って歩く　32
　③ひとりで歩く　34

3章　実践！寝たきりを防ぐ筋トレウォーク　37

　実践！寝たきり防止運動　屋外編　39
　実践！筋トレウォーク　屋外編　49
　実践！筋トレウォーク　公園編　55
　実践！筋トレウォーク　日常編　61
　実践！筋トレウォーク　外出編　65
　実践！筋トレウォーク　病院編　67
　実践！筋トレウォーク　自然編　69

4章　実践！寝たきりからのリハビリウォーク　71

　在宅医療　看護・リハビリ・介護編　73
　実践！リハビリ　ベッドサイド編Ⅰ　81
　実践！リハビリ　ベッドサイド編Ⅱ　89
　実践！リハビリウォーク　在宅編　95
　実践！リハビリウォーク　外出編Ⅰ　101
　実践！リハビリウォーク　外出編Ⅱ　105

おわりに　114

1章

歩行の老化

歩行の変化

　ヒトは、生まれてすぐに両脇を支えられると、反射的に歩きます。これが原始歩行で、生まれた時から歩いているのです。その後、自分の力で歩くために、姿勢を保つ筋力とバランス能力を身につけて、ひとり立ちと片足立位ができるようになって、最初の一歩を踏み出すことができます。1歳前後の赤ちゃんの歩き方は非常に不安定ですが、何度も同じことを繰り返して、3歳頃にやっと安定した成人型の歩行になります。その成人型歩行が、大人になり高齢者になっても続いているのです。

　成人型の歩行が永遠に続くとは限りません。加齢や運動不足、病気等によって歩くことが少なくなり、筋力やバランス能力が衰えて、高齢者だけでなく成人でも歩行が不安定になり、筋肉に緊張がみられる歩き始めの乳幼児型歩行に戻ります。そうなると、歩くことが大変しんどくなってくるのです。

　長年かけて身につけた成人型歩行も、何もしなければ乳幼児期の不安定な歩行に退行し、自分の力で行きたい所に移動することができなくなってしまいます。

　成人型歩行を維持するためには、いくつになっても歩き続けることが大切です。

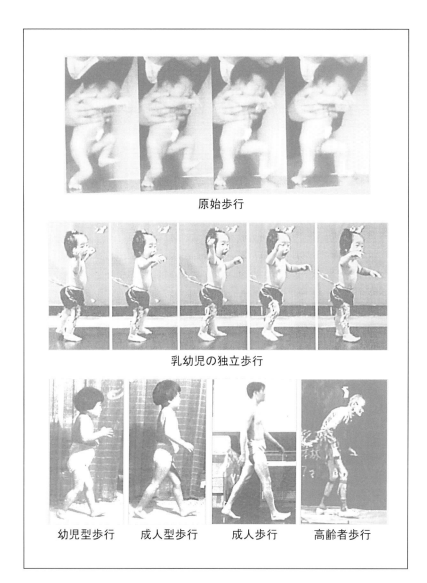

原始歩行

乳幼児の独立歩行

幼児型歩行　　成人型歩行　　成人歩行　　高齢者歩行

ヒトの生涯にわたる歩行の変化

歩行の発達と退行

　赤ちゃんであっても、高齢者であっても、筋力やバランス能力が十分でないため、成人歩行に比べると歩行の速度と姿勢が異なり、歩くことが不安定になります。歩く速度が遅く、前かがみでバランスをとるために両足を広げ、さらに膝を曲げて重心を低くしています。また、歩行は一瞬でも片足で立てないと、ひとりで歩くことができません。片足になるとバランスが非常に不安定で、転ばないように、すばやく足を地面に着けて、すり足で小刻みに歩きます。腕の振りも小さく、脇を横に広げてバランスをとっています。緊張しているので、筋肉の収縮状態が続いています。この不安定な歩行の特徴が、赤ちゃんの歩き方に類似しています。

　高齢者の歩行は、バランスを保つ能力、下肢の筋力、感覚の影響で変化するだけでなく、転倒への不安や注意力などの認知的要因と、疾病が関与してきます。

　歩行の発達過程が乳児型歩行期から幼児型歩行期、そして成人型歩行期へと経過するように、歩行が退行する過程も成人型歩行期から老人型歩行期へのプロセスをたどっていきます。

　しかし、歩行に必要な筋力とバランス能力を保つための運動をすることで、何歳になっても、成人型歩行を維持・再獲得することが可能なのです。

寝たきり

　歩行の老化を防ぐために筋力やバランス能力を維持する運動を行っていても、突然の転倒や疾病等によって寝たきりになってしまうことがあります。

　高齢になると様々な要因で体力と気力が衰えて、次第に体を動かさなくなり、寝てばかりの状態になります。その方が、転倒の心配もなく安全で、体が楽だからです。その結果、歩くために必要な筋力やバランス能力が衰え、ひとりで歩くことができなくなります。

　しかし、寝たきりの状態からリハビリテーションを行い、再び自分の意思で行きたい所に行ける力をつけることも可能です。歩行を回復するために、筋力づくりや支持歩行などで徐々に体を動かして、筋肉を使う道を選ぶ方法があります。この道は大変ですが、再び自分の意志で体を自由に動かして、ひとりで歩き続けることができるのです。

　自然に老化の道をたどって寝たきり状態になってしまうのか、何歳になっても自分で自由に行きたい時に、行きたい所へ行くことができる体力をつけるのか、選ぶのはあなた自身です。

歩行に必要な筋肉を鍛える

　高齢になるとよくつまずき、あまり歩かなくなります。
　足腰の筋力低下、特に腓腹筋・前脛骨筋、すなわち、ふくらはぎとすねの筋肉が衰えると、蹴り出す力が弱くなって、歩幅が小さく、つま先が上がらない、小股・すり足の歩き方になります。さらに太ももを持ち上げる筋肉が衰えると、つまずいて転倒してしまいます。背中や膝・腰を伸ばす背筋・大腿四頭筋・大殿筋が衰えると、腰の曲がった中腰体前傾姿勢となり、足腰の筋肉に大きな負担がかかって、歩くだけでしんどくなり、歩くことをあきらめてしまうのです。
　年齢に伴って体力が衰えるのは当然なことで、多くの高齢者が次第に体を動かさなくなってしまいます。いちばん筋肉を使わない方法は寝てばかりの状態ですが、それでは、歩くために必要な体力と気力が衰えてきます。
　年齢に伴う体力の低下に応じる手立てとして、積極的に体を動かして筋肉を使い、歩くために必要な体力をつける方法があります。寝てばかりの状態から、高齢者が自分の意志で体を動かし始めることは大変なことですが、それ以外の道で歩き続ける方法はないのです。

　これから、筋肉の衰えを防ぎ寝たきり状態にならないために、高齢者が日常生活の中で、積極的に筋肉を使う運動や歩き方を、紹介します。

2章

寝たきりからの リハビリウォーク

自立歩行を回復する運動

　日本は長寿国であり、これから高齢者がますます増えて、長寿の内容という課題が生じてきます。さらに、基本的な課題となるのが、日常生活に必要な動作の自立です。

　日常生活の中で積極的に行動できることは、自分で歩くことが基本となっています。自由に移動できることが理想的な長寿の近道であり、それには自分の足で歩くことが重要です。

　高齢になると、体力が低下して次第に歩くことから遠ざかり、車いすに頼ったり、寝てばかりの状態になる可能性が非常に高くなります。しかし、体力の衰えた高齢者が、いきなり健康づくりの運動として、成人と同じように大股速足で歩くことは安全ではありません。歩行に必要な筋肉を強くする運動と、転倒を防ぐ支持歩行等、無理のないペースで自立歩行へ戻るための訓練をすることが大切です。

　歩くために必要な筋力とバランス能力を強くする運動と、寝たきりを防ぐリハビリウォークを紹介します。

筋力・バランス運動をしている時は、呼吸を止めないでください。痛みや疾患のある方は、医師に相談してから始めてください。

寝たきり防止運動
―自立歩行を回復する運動―
日常動作（ベッドサイドでできるリハビリ運動）

①背中を伸ばす（背筋上部の強化）
②膝を伸ばす（大腿四頭筋の強化）
③つま先を上げる（前脛骨筋の強化）
④椅子から立つ（脚伸展筋の強化）
⑤背伸びをする（腓腹筋の強化）
⑥起立して足踏みをする（歩行筋の強化）
⑦片足で立つ（歩行バランスの強化）

寝たきり防止ウォーク
―支持歩行から自立歩行へ―
歩行（寝たきりを防ぐリハビリウォーク）

①手押し車で歩きましょう
②杖を使って歩きましょう
③ひとりで歩きましょう

　歩かないと歩けなくなります。支持歩行が可能になった人は、安全で長く歩ける方法を身につけましょう。

寝たきり防止運動①

背中を伸ばす

背すじを伸ばすために、背中の筋肉を強くします。

椅子（車いす）に深く座ってください。

背中を伸ばしたり、曲げたりしてみましょう。

背すじを伸ばした時に、背中上部の筋肉が使われます。

動作はゆっくり行い、息は大きく吐いてください。

この筋肉が弱いと、上体の姿勢が悪くなり、立っている時に足腰の筋肉への負担が大きくなります。

背中を伸ばす時に使う筋肉：背筋上部

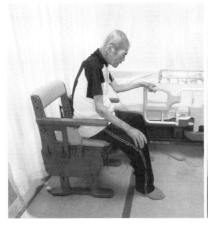 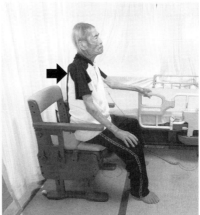

背中を曲げる　　　　　　　背中を伸ばす

背中を伸ばしましょう

背すじ伸ばして前をみる！

猫背になると足腰の筋肉への
負担が大きく不安定になります。

腰や背中に痛みのある人は無理をせず、負担のかからない程度に行ってください。

寝たきり防止運動②
膝を伸ばす

膝曲がりを防ぐために、太もも前の筋肉を強くします。

椅子（車いす）に深く座って、膝を曲げたり、伸ばしたりしましょう。

膝を伸ばした時に、太もも前の筋肉が使われます。

動作はゆっくり行い、呼吸は止めないでください。

この筋肉が弱いと、立っている時や歩いている時に膝が曲がり、太もも前の筋肉に負担がかかります。また、足が地面に着いた時のショックで膝を痛めてしまうのは、太もも前の筋肉が弱いからです。

膝を伸ばす時に使う筋肉：大腿四頭筋

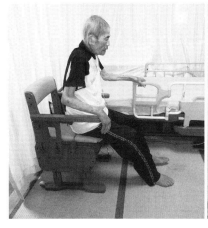 膝を曲げる

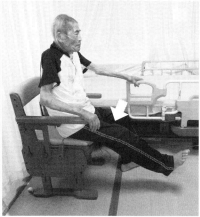 膝を伸ばす

膝を伸ばしましょう

> 膝を守ろう　筋肉で！
>
> 膝を伸ばす筋肉を強化すれば
> 楽に歩けるようになります。

膝や腰に痛みのある人は、負担のかからない程度に行ってください。膝を伸ばして力を入れた時に息を吐きましょう。

寝たきり防止運動③

つま先を上げる

寝たきりを防ぐために、すねの筋肉を強くします。

椅子（車いす）やベッドサイドに座って、かかとを床につけ、つま先を上げたり下げたりしましょう。

つま先を上げた時に、すねの筋肉が使われます。

動作はゆっくり行い、力を入れた時に、息を吐きましょう。

すねの筋肉が弱いとすり足になり、少しの段差につまずいてしまいます。

つま先を上げる時に使う筋肉：前脛骨筋

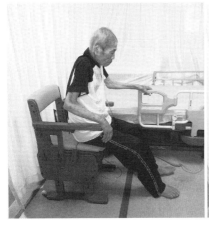 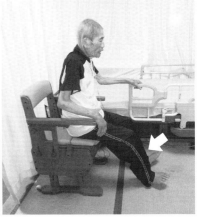

つま先を下ろす　　　　　　つま先を上げる

つま先を上げましょう

> すり足歩行は　つまずくよ！
>
> つま先を上げかかと着地で
> つまずき・転倒を防ぎましょう。

すねの筋肉を意識して、つま先を上げた時に息を吐きましょう。

寝たきり防止運動④

椅子から立つ

歩行に必要な筋肉を強くします。

椅子（車いす）やベッドサイドに座った姿勢から、ゆっくりと立ち上がります。

不安定な時は、人や机などの支えを用いてください。

起立する時、歩行に必要な筋肉のほとんどが使われます。

座る時もゆっくりと行い、息を吐きながら座りましょう。

椅子からの立ち上がり動作は、脚筋だけでなく背中や腰の筋肉を強くする効果的な歩行回復運動です。

起立する時に使う筋肉：脚伸展筋

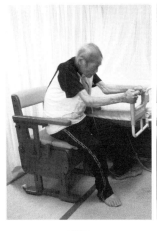 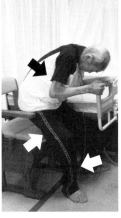 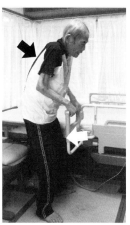

座る　　　　　　　　椅子からゆっくり起立する

椅子から立ちましょう

> 椅子を使って脚を鍛える！
>
> 椅子からの起立動作ができれば
> 自立歩行も可能です。

筋力の弱い高齢者は、座位の高い椅子から始めましょう。不安定な時は支えを用いて、こけないように注意してください。

寝たきり防止運動⑤

背伸びをする

ふくらはぎの筋肉や立つ時に必要な筋肉を強くします。

立った姿勢から、ゆっくりとかかとを上げてみましょう。

つま先を床につけ、かかとを上げる運動が効果的です。

不安定な時は、人や机などの支えを用いてください。

背伸びした時に、脚伸展筋や背筋が使われます。

かかとをゆっくり下ろし、息を吐きながら行いましょう。

ふくらはぎの腓腹筋が弱いと、足を蹴りだす力が出ないので小股となり歩くのが遅くなります。

かかとを上げる時に使う筋肉：腓腹筋

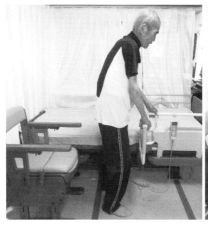 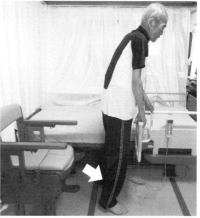

かかとを下ろす　　　　　　　かかとを上げる

背伸びをしましょう

> 背伸びで立位の土台づくり！
>
> 背伸び運動は足首だけでなく
> 背筋や脚伸展筋が強くなります。

不安定な時は机につかまり、無理をせず行ってください。運動中は呼吸を止めずに、息を吐きながら行いましょう。

寝たきり防止運動⑥

歩行筋を鍛える

歩行に必要な筋肉を強くします。

椅子（車いす）やベッドサイドに座った姿勢から、ゆっくりと立ち上がり、足踏みをしてみましょう。

不安定な時は、人や机などの支えを用いてください。

この運動は、歩行に必要な筋肉がすべて使われます。

座る時もゆっくりと行い、息を吐きながら座りましょう。

この日常生活の中でできる動作は、自立歩行に必要な筋力・バランス機能を強化できます。この動作は大切であり、効果的な歩行回復運動になります。

歩行で使うすべての筋肉：歩行筋

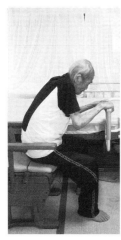 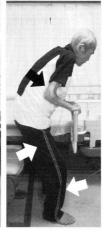 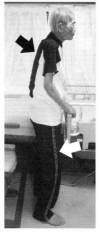 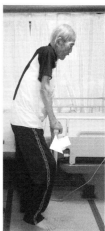

椅子に座る　　　　椅子からゆっくり起立する　　　　足踏みをする

椅子から立って足踏みをしましょう

歩行筋のトレーニング！

椅子からの起立と足踏み運動で
自立歩行を目指しましょう。

筋力の弱い高齢者は、座位の高い椅子から始めましょう。慣れてきて筋力が強くなったら、足踏みをしてみましょう。不安定な時は支えを用い、こけないように行ってください。

寝たきり防止運動⑦

片足で立つ

歩行に必要なバランス能力を強化します。

直立姿勢から片足を上げ、その姿勢を保ってみましょう。

不安定な時は、椅子や机につかまって行ってください。

自立歩行に必要な片足バランスが強化されます。

バランスがとれたらゆっくり片足を下ろしましょう。

この動作は、ひとりで歩く時に必要なバランス能力が強くなり、歩行回復運動になります。片足で立つ時間が長くなるにつれて、歩行が安定していきます。

自立歩行に必要なバランス：歩行バランス

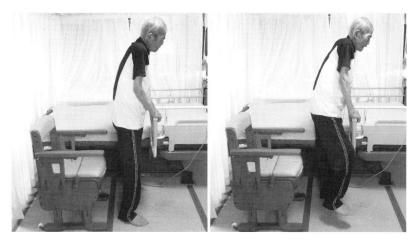

立つ（支持）　　　　　　　片足で立つ

片足で立ちましょう

> 歩行バランスの強化！
>
> 瞬間でも片足立ちができれば
> 自立歩行が可能です。

不安定な時は椅子や机につかまり、こけないように無理をせずに行ってください。
運動中は呼吸を止めずに、息を吐きましょう。

寝たきり防止ウォーク①
手押し車で歩く

ひとりで歩くのが不安定な時や、歩くのが大変しんどいと感じる時は、買い物カートなどの手押し車を用いて歩いてみましょう。

もっと大変な時は歩行器を使って歩いてください。

手押し車は膝や腰にかかる負荷が軽減されます。

また、ひとり歩行や杖歩行よりも歩行が安定し、歩くのが楽になります。

支持歩行が安定してきたら、背すじを伸ばして歩いてみましょう。さらに脚の負担が軽くなり、もっと長く歩くことができます。

手押し車で歩行が楽になる！

さらに背すじを伸ばすと
脚筋の負担がより軽くなります。

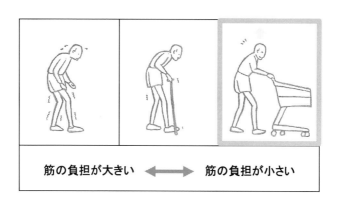

筋の負担が大きい ◀━━▶ 筋の負担が小さい

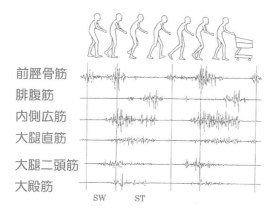

前脛骨筋
腓腹筋
内側広筋
大腿直筋
大腿二頭筋
大殿筋

SW　ST

手押し車を使って歩きましょう

手押し車を用いた支持歩行では、筋肉の過緊張が取れます。
さらに意識して背すじを伸ばすと、筋負担の少ない成人型歩行に近づきます。

寝たきり防止ウォーク②
杖を使って歩く

ひとりで歩くのが不安定な時は、杖を用いて歩いてください。

杖を用いると、ひとり歩行より歩行が安定します。特に足を着地する時の不安定さがなくなり、つまずき・転倒を防ぐことができます。

杖などの支持歩行は安定感があり、歩くのが楽になります。

支持歩行が安定してきたら、つま先を少し上げたかかとからの着地を意識してみましょう。さらにつまずき・転倒を防ぎます。

少しの支持でつまずき予防！

支持歩行は歩行の不安定さを
解消してくれます。

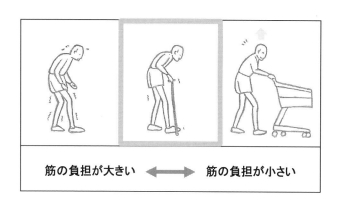

筋の負担が大きい ⟷ 筋の負担が小さい

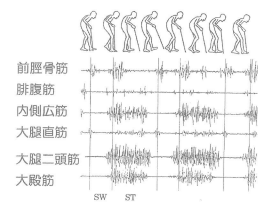

前脛骨筋
腓腹筋
内側広筋
大腿直筋
大腿二頭筋
大殿筋

SW　ST

杖を使って歩きましょう

杖を用いた支持歩行では、歩行の安定が確保されます。

さらに、つま先を少し上げたかかと着地ができれば、つまずき・転倒を防ぎます。

寝たきり防止ウォーク③
ひとりで歩く

ひとりで歩ける方は、無理しないで安全にマイペースで歩いてください。

高齢者の歩行は、筋負担の少ない成人歩行に比べて、脚筋にかなり負担がかかり大仕事です。ひとりで歩けるということは大変なことでありますが、それだけ素晴らしいことなのです！

加齢とともに足腰が弱りますが、何歳になっても自立歩行は可能です。不安定な時は手すりや支持を用いて、こけないように歩きましょう。

歩けない時は歩行器を使って立ち上がり、一歩一歩大切に歩きましょう。

自立歩行は大仕事！

高齢者歩行は乳幼児期と同様
脚筋に大きな負担がかかります。

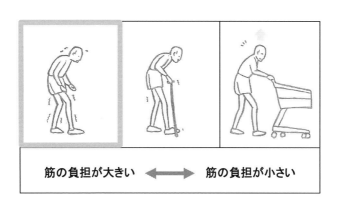

筋の負担が大きい ⟷ 筋の負担が小さい

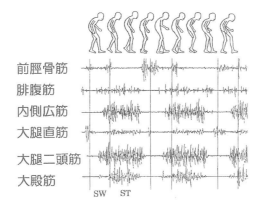

前脛骨筋
腓腹筋
内側広筋
大腿直筋
大腿二頭筋
大殿筋

ひとりで歩きましょう

高齢者の自立歩行は、かなり脚筋に負担がかかります。ひとりで歩くこと自体が、かなりの筋肉を使いますので、無理をしないで、マイペースで歩きましょう。

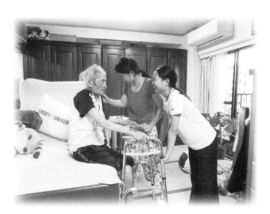

寝たきりからのリハビリ（著者と孫）

3章

実践！
寝たきりを防ぐ
筋トレウォーク

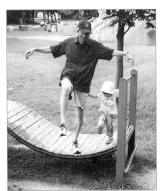 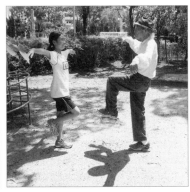

継続している歩行バランス訓練（著者と孫）

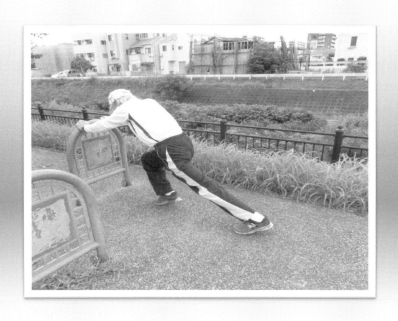

実践!寝たきり防止運動
屋外編

基本運動

step by step on my way

立位姿勢

高齢者に多い前傾姿勢は、つまずきやすい

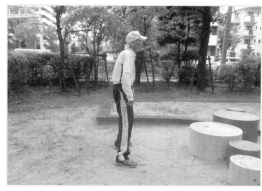

背すじを伸ばした直立姿勢は、歩行に必要な筋肉を使う

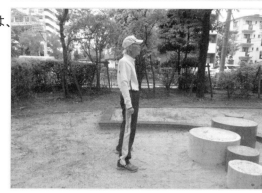

お腹が前に出た後傾姿勢は、腰を痛めやすい

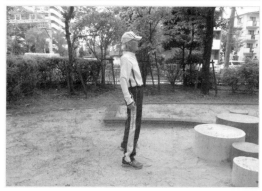

立ち上がり

膝に手を置き座る

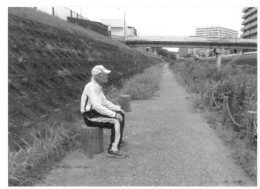

前かがみで立ち上がる

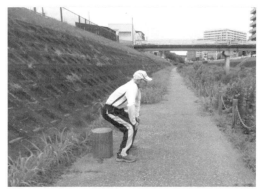

姿勢を正した直立姿勢

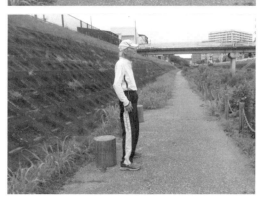

柔軟体操

座ったまま前屈し、腰と太もも後の筋肉を伸ばす

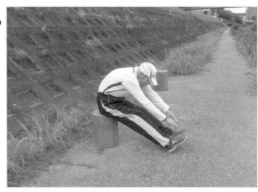

開脚して体を横に倒し、体側の筋肉を伸ばす

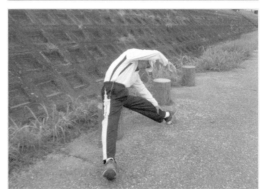

足を組んで体を捻り、腰まわりの筋肉を伸ばす

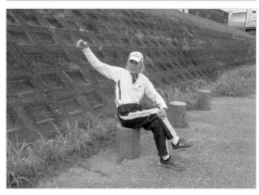

開脚での立ち上がり

開脚して前かがみになり、内ももの筋肉を伸ばす

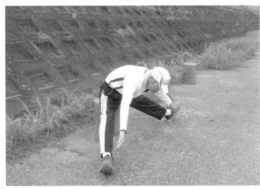

開脚したまま前かがみで立ち上がる

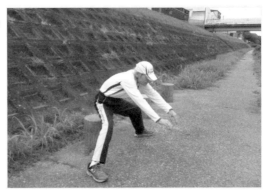

胸をはりバランスをとりながら、「大」の字で立つ

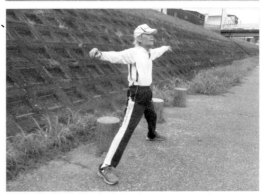

腕の運動

腕で体を支え、前に出した足を曲げる

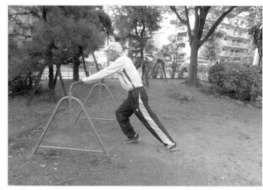

腕で体を支えながら、頭からかかとまで一直線に保つ

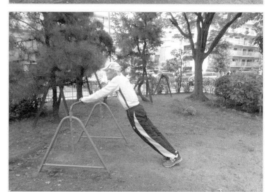

体を一直線に保ちながら肘を曲げ、体を支える筋肉を強くする

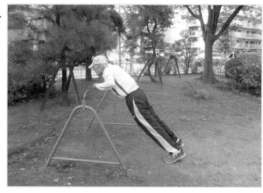

屈伸運動

背中を伸ばして両足を曲げる

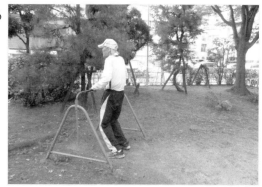

椅子に座るように中腰姿勢になる

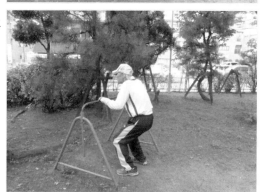

腕の力を使って、中腰姿勢から上に伸び上がる

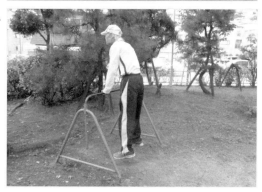

片足バランス

歩行に必要な片足でのバランス能力を強くする

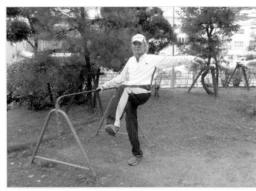

足を後に振り上げ、おしりの筋肉を強くする

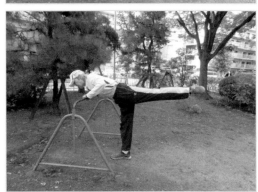

足を横に上げ、片足バランスに必要な筋肉を鍛える

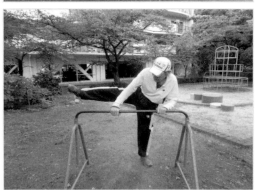

ぶら下がり

ぶら下がる前に、肩のストレッチをする

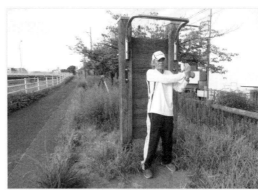

低鉄棒にぶら下がり、体を支える筋肉を強くする

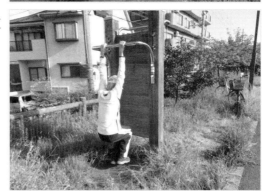

高鉄棒につかまって握力と腕の力を強くし、姿勢を伸ばす

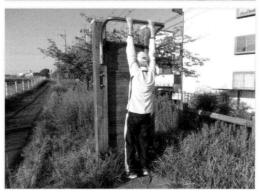

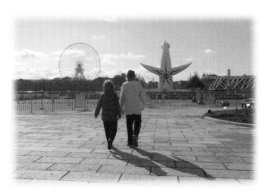

「太陽の塔」を目指して

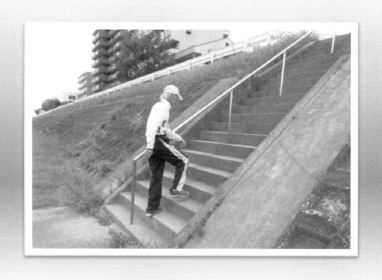

実践！筋トレウォーク
屋外編

階段・移動運動
step by step on my way

支持での階段

手すりを持って安全に下りる

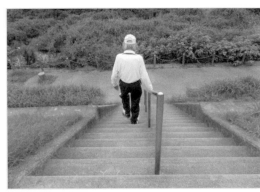

腕の力を使って階段を上る

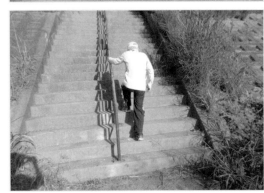

手すりを持って1段1段上る

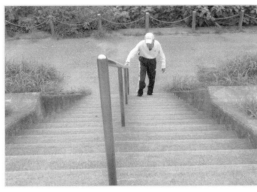

支持なしでの階段

バランスをとりながら慎重に下りる

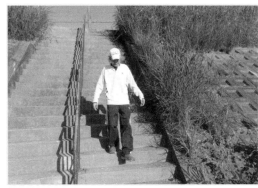

片足でバランスをとりながら太ももと足先を上げる

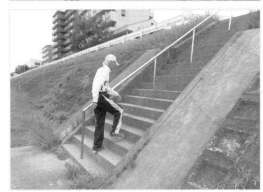

足を踏みしめながら、1段1段上る

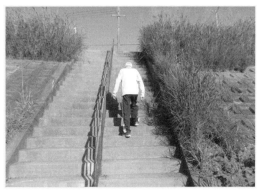

階段を使った運動

足を前後に開き、股関節を広げる

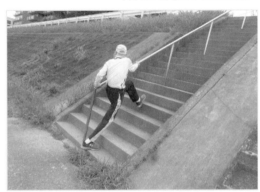

手すりを両手で持って体を引き寄せ、体側の筋肉を伸ばす

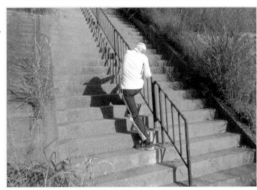

2段または3段飛ばしで、足腰の筋肉を強くする

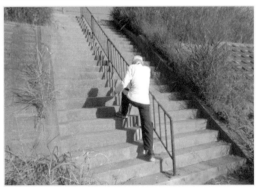

移動運動

自分のペースでジョギングをする

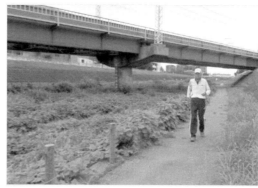

坂道は少し前傾姿勢で上る

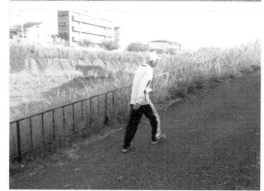

バランスをとりながら、安全に自転車をこぐ

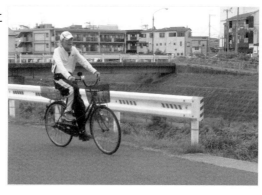

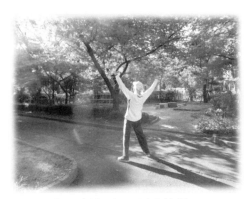
朝日を浴びてラジオ体操

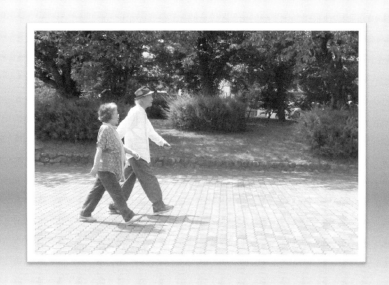

実践！筋トレウォーク
公園編

公園を歩く
step by step on my way

自立歩行

日の光を浴びて緑の中を歩く

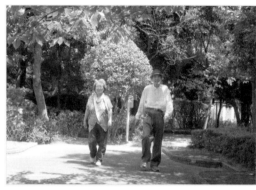

膝に注意して坂を下りる

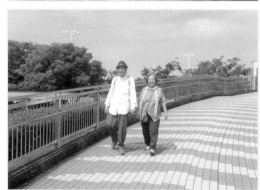

「太陽の塔」を目指して歩く

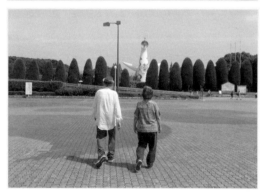

階段

歩幅を広げ、片足でバランスをとりながら下りる

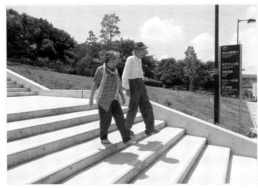

片足で体重を支えながら、足腰の筋肉を使って上る

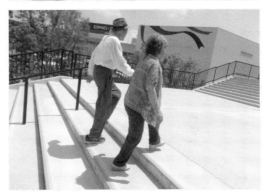

背すじを伸ばし、頂上を目指して1段1段、階段を上る

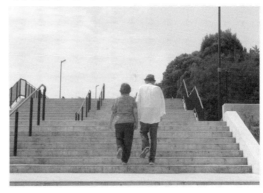

成人型歩行

背すじを伸ばして歩く

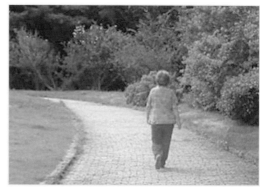

上体が直立で、つま先を上げるかかと着地の成人型歩行

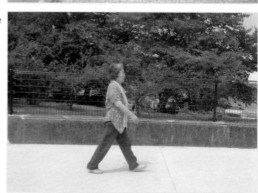

後足のかかとの押上げで、階段を上る

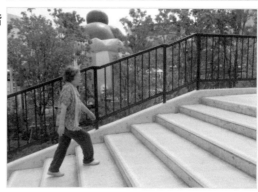

成人型歩行

一直線上をまっすぐ歩く

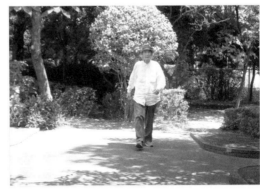

大股速足を意識して歩く

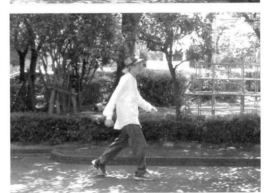

背すじを伸ばして、片足バランスをとりながら階段を上る

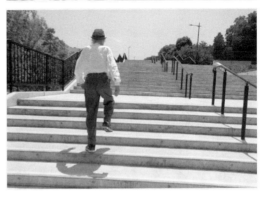

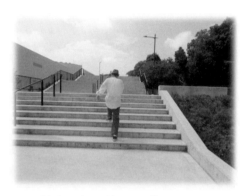
腕を元気よく振って階段を上る

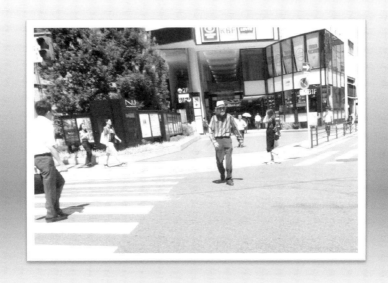

実践！筋トレウォーク
日常編

街中を歩く

step by step on my way

階段

手すりを持って慎重に下りる

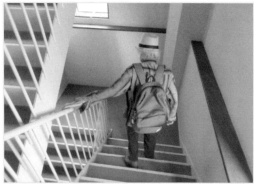

腕の力を使いながら階段を上る筋トレウォーク

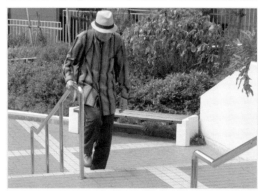

歩行速度を上げて横断歩道を渡る

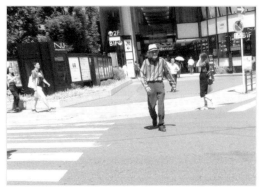

街中での筋トレウォーク

手すりを持たずに階段を上る
筋トレウォーク

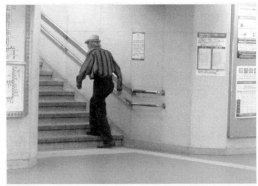

腕でバランスをとって、階段を
慎重に下りる

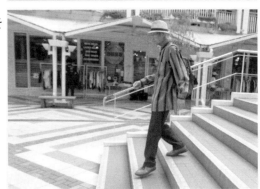

直立姿勢と前傾姿勢

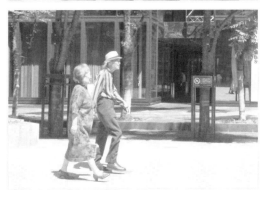

買い物

踏切を真剣に速足で歩く

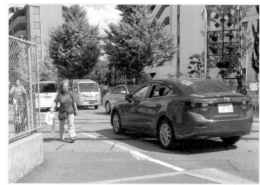

バランスをとりながら下りる

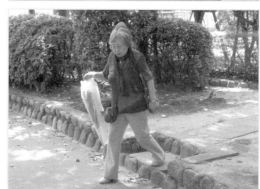

重い荷物を持って歩く

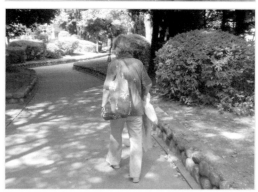

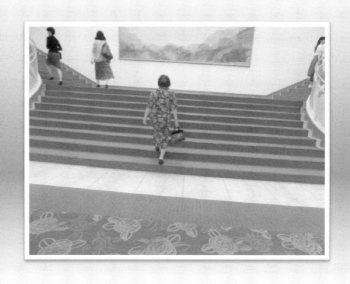

実践！筋トレウォーク
外出編

いつまでも自分らしく歩く

step by step on my way

お出かけ

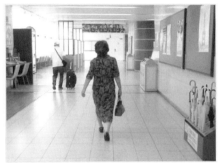
時刻に合わせて速歩き

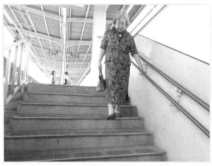
階段下りは手すりを持って安全に

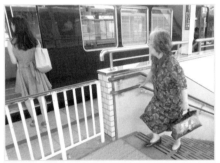
あせらず・あわてず・あきらめず

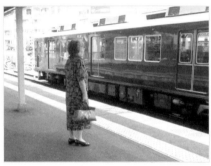
背すじを伸ばして電車を待つ

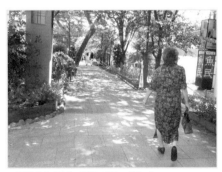
周囲を見ながら楽しく歩く

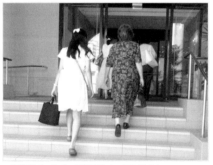
階段を上れば嬉しい目的地

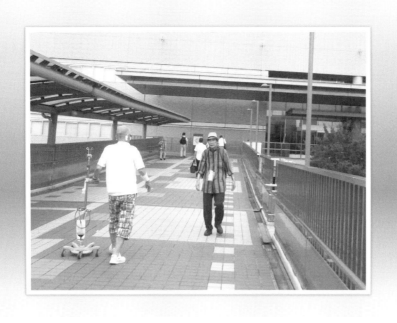

実践！筋トレウォーク
病院編

いつまでも自分の足で歩く

step by step on my way

病院

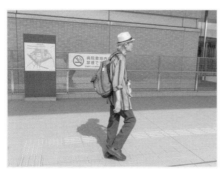
電車に乗継ぎ1時間、無事到着

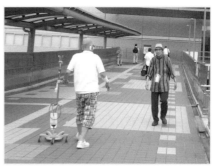
大学病院前での歩行訓練

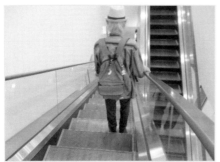
手すりを持って安全第一

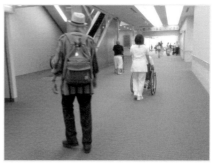
採血・尿検査・診察・化学療法・・

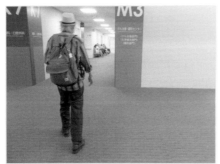
化学療法センターへ

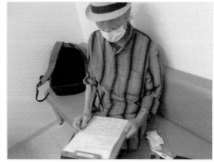
点滴治療前の副作用チェック

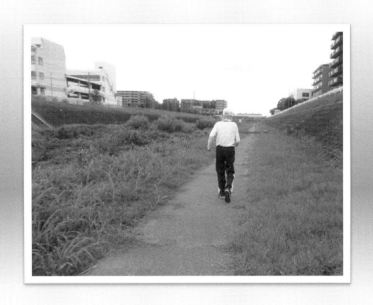

実践！筋トレウォーク
自然編

いつまでも自分の道を歩く

step by step on my way

自然

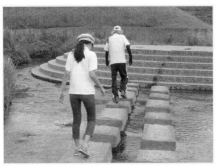
バランス訓練、飛石を慎重に渡る

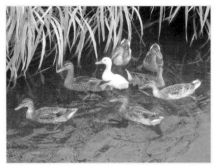
自然観察。7羽の子ガモと‥

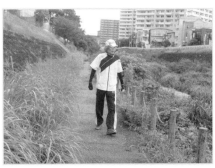
毎日、変化する自然を感じて歩く

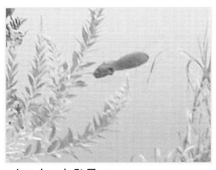
カワウソ大発見!?

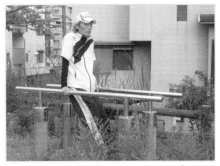
川辺の遊具で筋力トレーニング

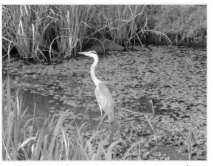
水辺から筋トレを眺めるアオサギ

4章

実践!
寝たきりからの
リハビリウォーク

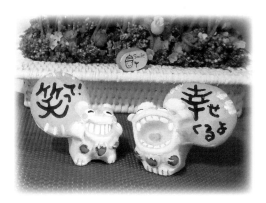

Happy Smile

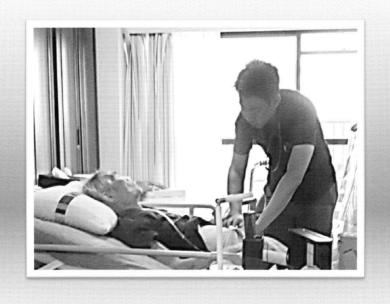

在宅医療
看護・リハビリ・介護編

いつまでも自分らしく生きる

step by step on my way

在宅医療

2人の介助で起き上がる

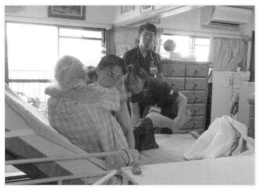

寝たきりでできた褥瘡の治療

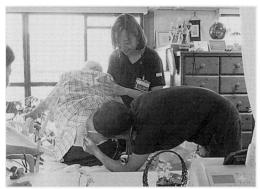

治療を終えて座る著者

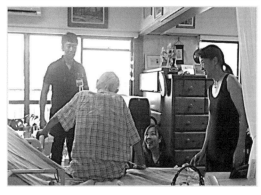

在宅医療

定期的な訪問診療

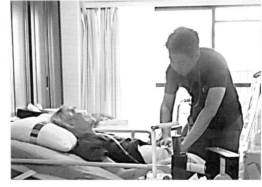

医師・看護師と体位変換

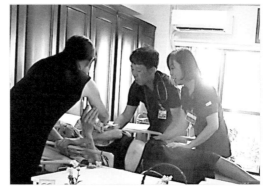

歯の治療と口腔ケア

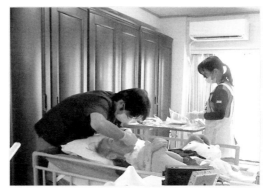

リハビリ

膝関節屈伸の訓練

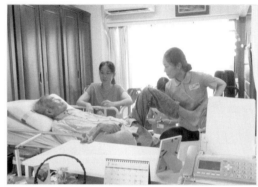

作業療法士の介助で起き上がる

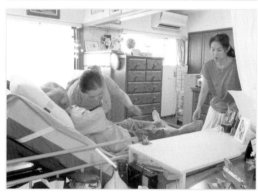

介護方法を学ぶ家族

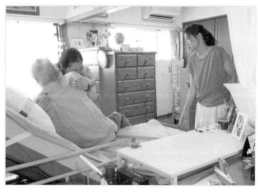

リハビリ

介助されて座る

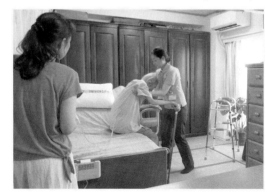

リハビリ後の体調管理

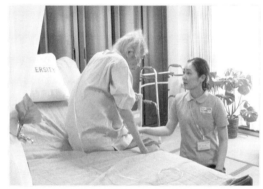

歩行器を用いて立ち上がる

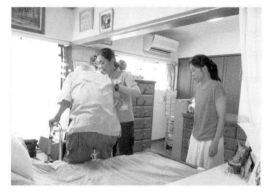

歩行訓練

杖を用いて歩行訓練

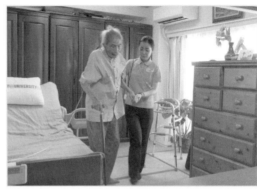

作業療法士と酸素ホースを持つ家族

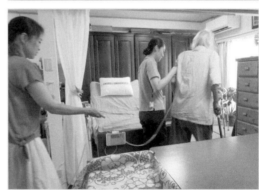

介助で安全な移動訓練

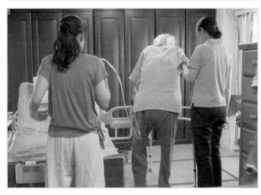

家族介助

長女の介助で起き上がる

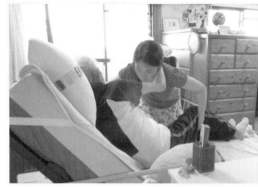

介助でベッドに座る

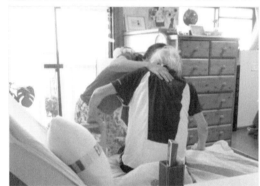

歩行器を用いて歩行訓練

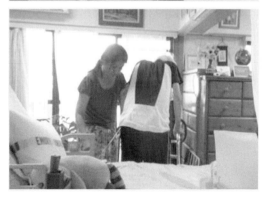

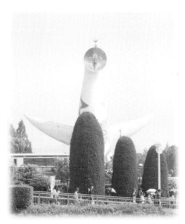

「太陽の塔」を見たくて…

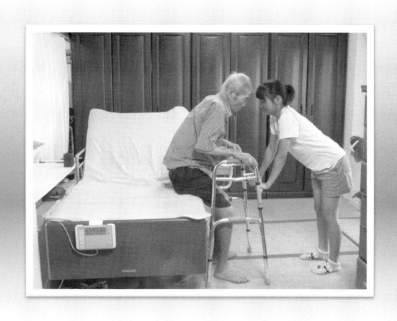

実践！リハビリ
ベッドサイド編 I

介助での立ち上がり
step by step on my way

立ち上がり

立ち上がり準備

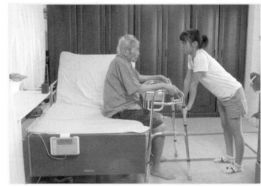

歩行器を支えて前かがみに
なって立ち上がる

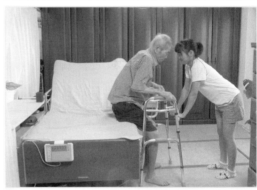

バランスをとって立つ

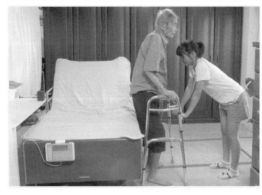

座る

歩行器をしっかり持って座る準備

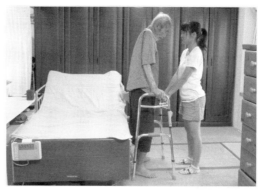

前かがみになり深く座る

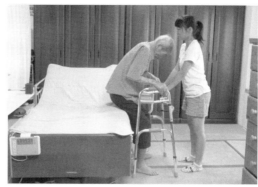

最後までゆっくり座る

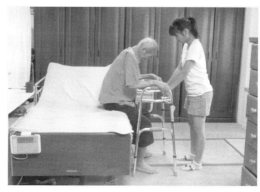

立つ

不安定な時は歩行器をしっかり押さえて立つ

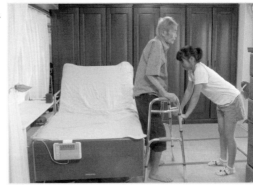

呼吸を整えバランスをとる

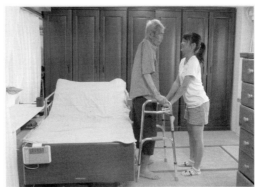

ひとりで立つ

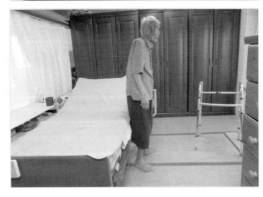

立ち上がり

歩行器を体重で押さえて、立ち上がり準備

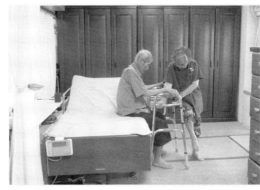

歩行器を支え介助しながら、立ち上がる

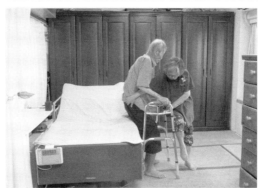

バランスをとって立つ

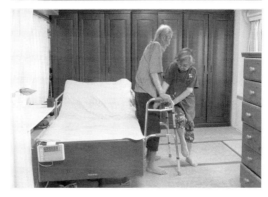

座る

歩行器をしっかり持って座る準備

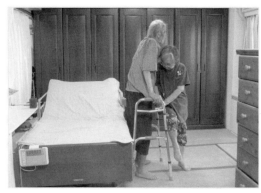

前かがみになり深く座る

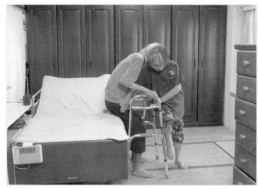

息を吐きながらゆっくり座る

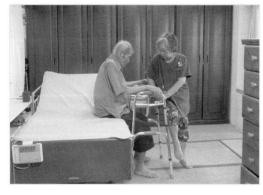

便座に座る

ポータブルトイレを運ぶ

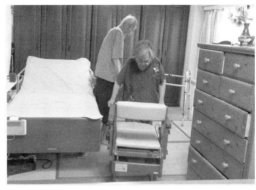

ポータブルトイレをベッドサイドにつける

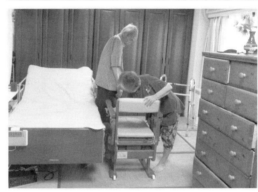

息を吐きながら深く座る

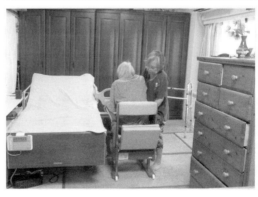

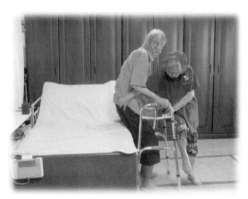

80歳からの在宅介護

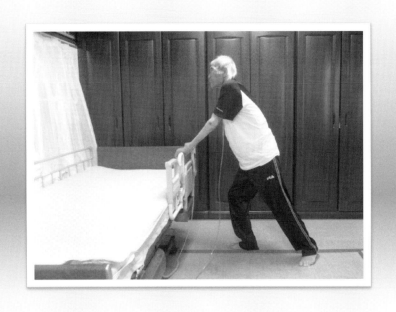

実践！リハビリ
ベッドサイド編 Ⅱ

家でのリハビリ
step by step on my way

筋力強化

両足を閉じる

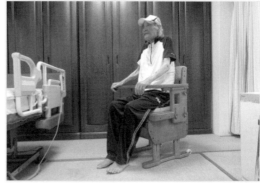

両足を開く

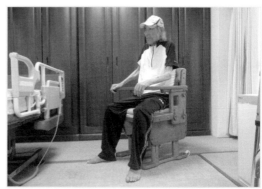

足先を上げて膝を伸ばす

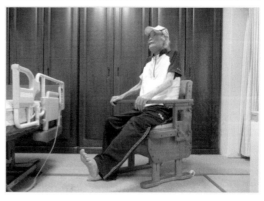

立位バランス

支持立位

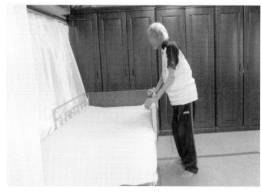

背すじを伸ばした支持立位

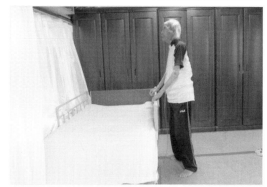

バランスをとって自立立位

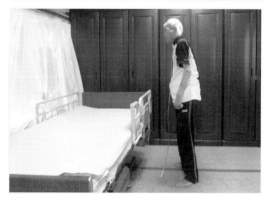

バランス

腕を使って背伸びでバランス

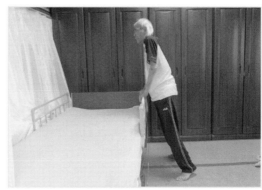

後に足を上げてバランス

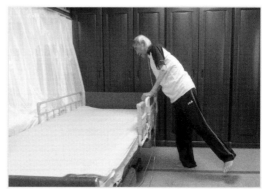

横に足を上げてバランス

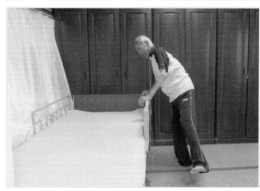

屈伸運動

手すりを持って右足を曲げる

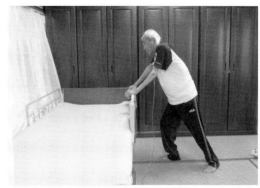

手すりを持って左足を曲げる

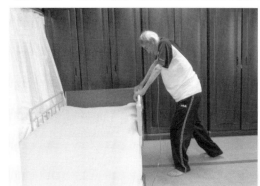

息を吐きながら両足を曲げる

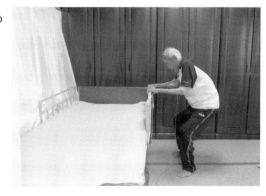

もも上げ

低い台を使って、もも上げの準備

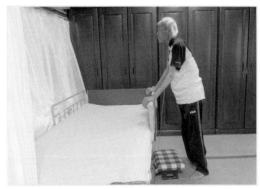

低い台の上に足をのせる

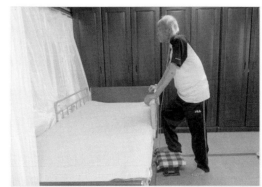

ベッドサイドをもって太ももを高く上げる

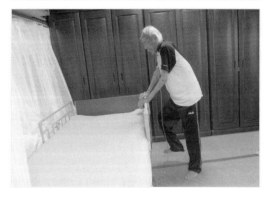

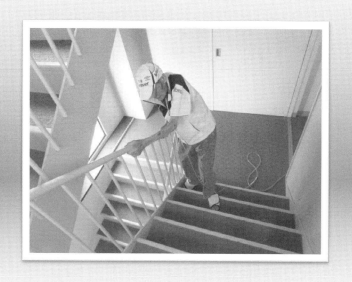

実践！リハビリウォーク
在宅編

移動運動

step by step on my way

準備運動

膝を曲げてふくらはぎ、太ももの筋肉をほぐす

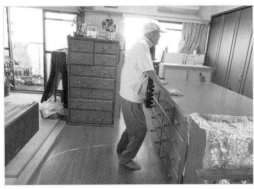

膝を伸ばして太もも前に力を入れる

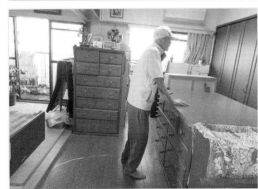

腕の力を使って背伸びをし、支持歩行に備える

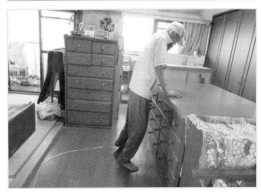

準備運動

足を後に振り上げる

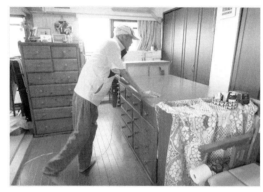

下肢の関節運動

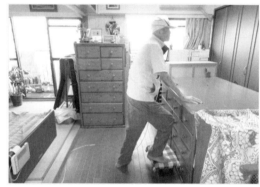

ふくらはぎを伸ばす

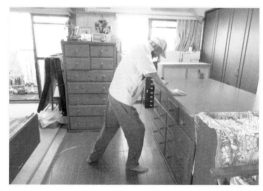

階段

階段の手すりをしっかり持つ

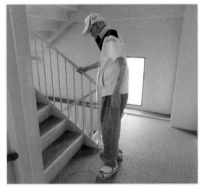

腕の力を使って、階段を1段上る

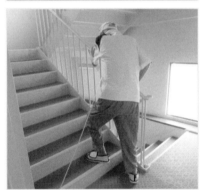

手すりを離さず、両足をそろえる

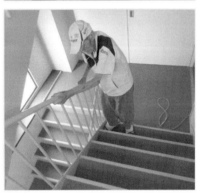

支持歩行

足先と太ももを上げ、つまずかないように杖で歩く

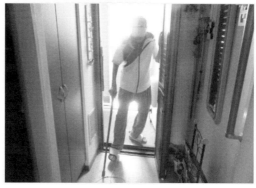

歩行器で安全に歩く

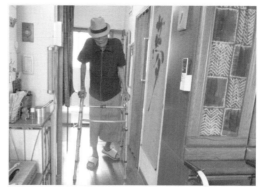

外の景色を見て、支持立位

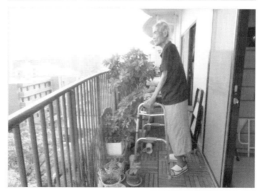

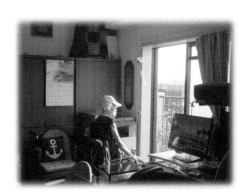

リハビリ後、朝日を浴びて

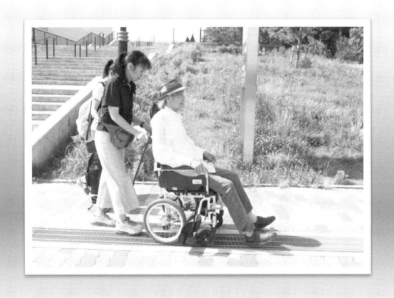

実践！リハビリウォーク
外出編 I

外出準備
step by step on my way

車椅子での移動

階段の移動準備

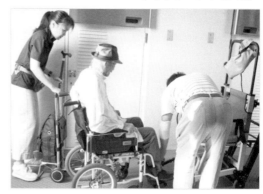

階段昇降機に乗り換えて階段を下りる

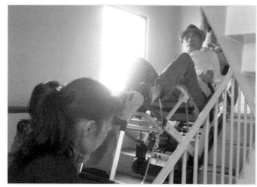

介護タクシーに乗って早朝に出発

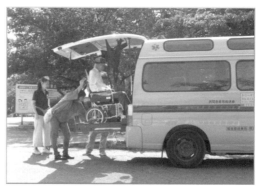

休憩

車椅子への移動

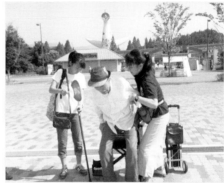

立位の介助

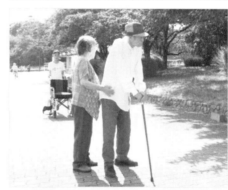

酸素吸入と水分補給

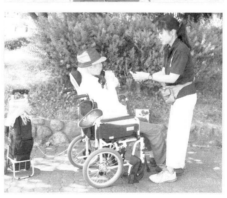

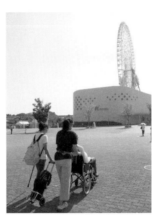

日本一の観覧車

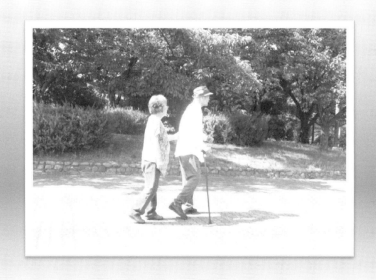

実践！リハビリウォーク
外出編 Ⅱ

いつまでも自分の足で歩く

step by step on my way

車椅子からの立ち上がり・杖

車椅子から杖を使って立ち上がる

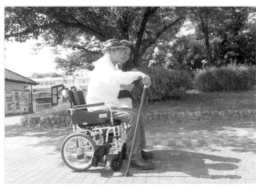

前かがみになり横から支えて立ち上がる

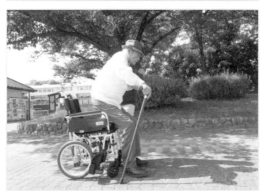

介助でバランスをとりながら立つ

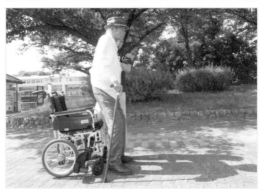

車椅子からの立ち上がり

車椅子の肘掛けを持ち、立ち上がる準備

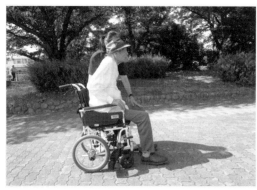

肘掛けを持ち前かがみになり、横から腰を支えて立ち上がる

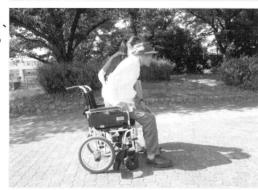

介助でバランスをとりながら立つ

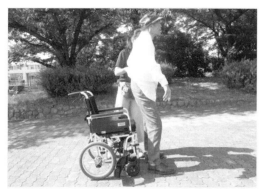

立位バランス

横から支えてバランスをとる

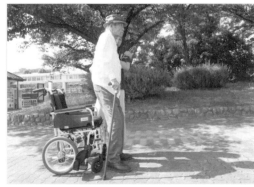

杖でバランスをとって立つ

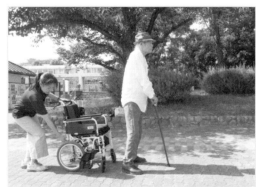

一人で杖を使って立つ

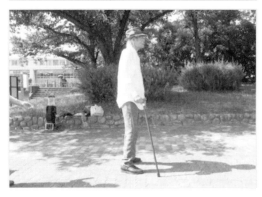

片足バランス

後から支えて立位バランス

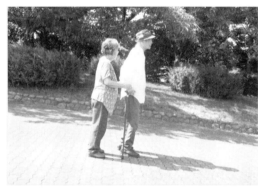

歩行に必要な片足バランス

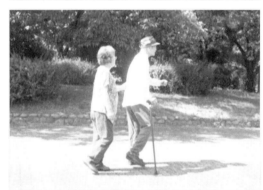

杖を使って片足バランス

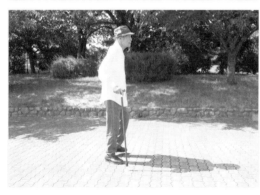

支持歩行

杖でバランスをとりながら歩く

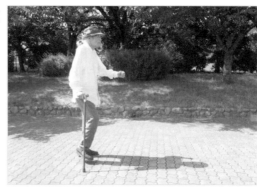

背すじを伸ばして、少し大股で歩くことを意識する

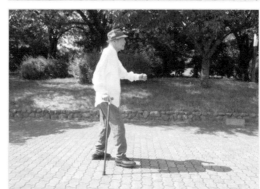

後から支えて安全に歩く

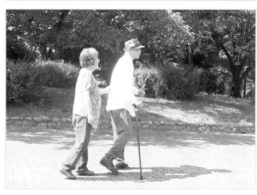

リハビリウォーク

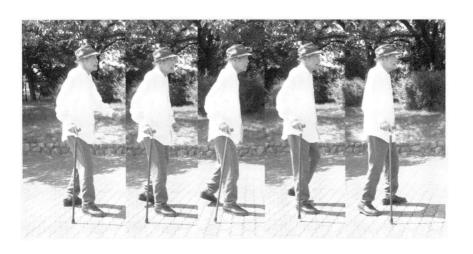

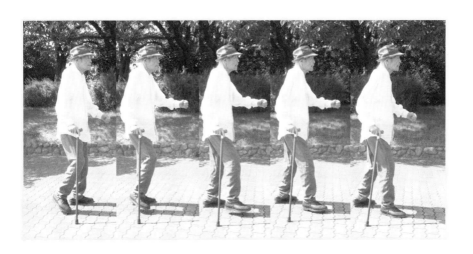

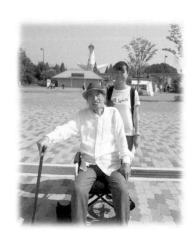

「太陽の塔」と孫

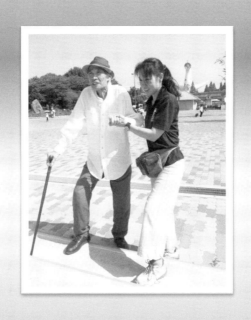

最初の一歩
step by step on my way

おわりに

　「家族の負担になりたくない」と、歩くために必要な筋肉とバランス機能を鍛えて、毎週ひとりで通院できるようになった。12月の非常に寒い朝、病院の外で待っている時はいつもと違って息苦しかった。点滴治療を受けるまでは覚えていたが、気がついた時は、酸素吸入をしている私を、ベッドの側で娘が心配そうにみていた。そのまま入院して、転倒の危険があると歩くことを禁止された。この状態が続くと歩けなくなって、介護の必要性と寝たきり状態になる危険性が高くなると不安だったので、私は早く退院したかった。入院すれば回復すると信じていたが、今回は違って、危惧していた通りになった。退院時、介護と緩和ケアを勧められ、点滴治療の継続までも確認された。春に再入院した際には、余命1か月と宣告されて、ホスピスを勧められたが、在宅医療と介護を選んだ。
　「寝たきり介護になって、このまま終わってしまうの？」と、同じ80歳代の妻と共著者の娘は困惑したが、私たち家族は再び歩けることへの用意をすることにした。日本整形外科学会は、直立二足歩行を維持する運動として、片脚立ちとスクワットを勧めている。赤ちゃんから高齢者に至る歩行の研究から、筋力とバランス機能を、歩行に必要なある閾値まで戻せば、ひとりで歩けることがわかっている。その原点に戻って、高齢者の歩行の維持と再獲得に役立てたいと、歩行の発達と退行のメカニズムをまとめていたら、絶妙なほど必要性の高いのは、退院後の私だった。

筋肉をつけることが、これほど難しいとは思わなかった。胃がないので食が細く、筋肉に必要な栄養を摂ることが、大切なリハビリであると痛感した。妻と娘が探してくれた栄養補助食品を用いながら、現在も筋肉を強くしている。体力は筋力であり、筋力は体力の源である。足の筋力がないと歩けない。腕の筋力がないと支えられない。背中の筋力がないと、立つことも座ることもできない。私は、永年続けてきた筋肉に関する研究の成果が、多方面にわたって役立つことの確信が持てた。今、この状態になって、初めて気が付いたことである。これからも、まだまだ研究を続けたい。

　研究成果をもとに試行錯誤しながら体を動かして、まだ不安定だが、一生懸命、自分の足で歩いている。

　「あきらめず、頑張りとおせ、最後まで！」と何度も言いながら。

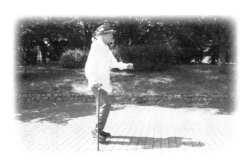

岡本　勉

記録更新

ありがとう　今日もみんなと　生きている
ありがとう　今日も歩いて　生きている
ありがとう　今日も夢みて　生きている
ありがとう　今日も嬉しい　生きている
ありがとう　みんなの笑顔　ありがとう

Dream

大きな夢、小さな夢、どんな夢でも
持ち続けること。あきらめないこと。

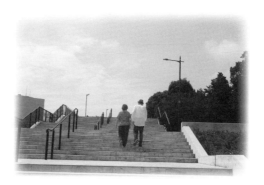

We continue walking, and then …

歩行研究を世界へ発信

半世紀にわたる Okamoto 等の歩行研究は、世界のテキストに引用され、
二足歩行の解明だけでなく、歩行の維持・回復など、あらゆる分野で応用されています。

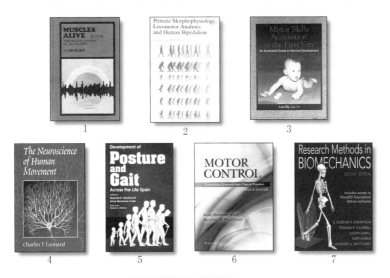

海外で引用された専門書

1) Basmajian, J. V. (1974). Muscles Alive. Baltimore：Williams & Wilkins.
2) Kondo, S. (Ed.)(1985). Primate Morphophysiology, Locomotor Analyses and Human Bipedalism. Tokyo：University of Tokyo Press.
3) Lois, B. (1994). Motor Skills Acquisition in the First Year. Texas：Therapy Skill Builders.
4) Leonard, C. T. (1998). The Neuroscience of Human Movement. St. Louis：Mosby-Year Book.
5) Woollacott, M. H., & Shumway-Cook, A. (Eds.)(1989). Development of Posture and Gait Across the Life Span. South Carolina：University of South Carolina Press.
6) Shumway-Cook, A., & Woollacott, M. H. (2012). Motor Contorol：Translating Research into Clinical Practice. Baltimore：Lippincott Williams & Wilkins.
7) Robertson, D. G. E., & Kamen, G. et al. (2013). Research Methods in Biomechanics 2nd ed. IL：Human Kinetics.

歩行開発研究所

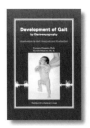

筋電図からみた歩行の発達 – 歩行分析・評価への応用 –
岡本 勉・岡本香代子著
A5版・ハードカバー・144頁、本体 4,500円

Development of Gait by Electromyography
Tsutomu Okamoto・Kayoko Okamoto 著
菊版・ハードカバー・144頁、本体 5,500円

オックスフォード大学・ケンブリッジ大学など欧米・カナダ・オーストラリア・アジアの大学図書館に

Book Review
●マックマスター大学　名誉教授　(カナダ)
J. V. バスマジアン博士　M.D.(リハビリテーション医学・解剖学)
名著「Muscles Alive」の著者・筋電図キネシオロジーの権威者
「父娘による研究と執筆、なんと素晴らしい傑作でしょう！　この本は私の人生を輝かせ、86歳の年齢と老化に伴う病気を一時的に忘れさせてくれた。」

●エモリ大学医学部　元教授　(アメリカ)
S. L. ウォルフ博士　Ph.D.(リハビリテーション医学・老人医学)
理学療法士の必携書「リハビリテーションスペシャリストハンドブック」の著者
「私はこの本が、筋電図研究者、臨床医、歩行研究者、小児科医、理学療法士そして、運動制御や運動学習を専攻する学生の間で、画期的（landmark）なテキストになると確信している。」

●兵庫医療大学　元教授　(日本)
P. D. アンドリュー博士　Ph.D.(理学療法学)
「もし、世界のアカデミックな図書館の棚に、あなたの本が置かれるならば、あなたが過去数十年間してきた研究は、将来において、間違いなく反響を呼ぶことでしょう。」

●ペンシルベニア州立大学　(アメリカ)
M. ラタッシュ氏　(キネシオロジー・人間発達学)
「この本は、歩行発達、神経生理学、加齢による影響、運動の筋電図的研究の領域において、独自性があり、非常に価値のある貢献ができると信じています。どんなに伝統的な研究所における研究も、1つの家族が行った子ども達の詳細な研究には及びません。"最初の第一歩"から正確に、あなたの子ども達を科学的研究に参加させた勇敢さと創意的才能を称賛いたします。」

著者紹介

岡本　勉 （おかもと　つとむ）

歩行開発研究所所長・関西医科大学名誉教授・医学博士

新生児から高齢者に至る歩行の筋電図的研究で、アトランタのエモリ大学医学部に歩行研究プロジェクトの一員として参加する。日本の乳幼児歩行研究のパイオニアで、著書「筋電図からみた歩行の発達」は国内外の研究者から現在も高く評価されている。乳幼児の運動発達を筋の働きから分析し、直立二足歩行のしくみの解明を目指し研究を続けている。全日本学生カヌー連盟名誉会長。文部科学大臣賞・秩父の宮記念賞・大阪府知事賞など多くの賞を受賞。平成27年、教育研究功労者として瑞宝小綬章を受章。

岡本香代子 （おかもと　かよこ）

歩行開発研究所主任研究員・京都大学非常勤講師・医学博士

歩行研究で日本バイオメカニクス学会奨励賞を受賞。運動発達の研究を基に、「ニューエクササイズウォーキング」「歩行老化のサイン」を考案し新聞・雑誌で紹介される。高齢化社会に向けて、歩行の維持回復と健康寿命をのばす運動の研究開発を続け、講演・教育・出版を通して普及している。時代のニーズにあった「健康講演会」は全国各地で人気があり、好評を得ている。京都大学・大阪大学・神戸大学・同志社女子大学・大阪体育大学・摂南大学・芸術大学・医療大学など豊富な指導歴を持つ。

在宅医療・介護　寝たきりからのリハビリウォーク

2018年10月29日　初版発行

著　者　　岡本　勉
　　　　　岡本香代子

発行所　　歩行開発研究所
　　　　　〒567-0876　大阪府茨木市天王2-6 G-804
　　　　　TEL・FAX　072（631）1788
　　　　　https://hokou.org

ISBN978-4-902473-23-0 C0075　　　印刷/製本　太洋社
Printed in Japan

Copyright © 2018 by Okamoto & Okamoto

本書に掲載された著作物の複写・複製・転載・翻訳・データベースへの取り込みおよび送信（送信可能化権を含む）・上映・譲渡に関する許諾権は、歩行開発研究所が保有しています。

JCOPY　＜(社)出版者著作権管理機構 委託出版物＞

本書の無断複写は著作権法上での例外を除き禁じられています。複写される場合は、そのつど事前に、(社)出版者著作権管理機構（電話 03-3513-6969、FAX 03-3513-6979、e-mail: info@jcopy.or.jp）の許諾を得てください。
本書をコピー、スキャン、デジタルデータ化するなどの複製を無許諾で行う行為は、著作権法上での限られた例外（「私的使用のための複製」など）を除き禁じられています。大学、病院、企業などにおいて、研究活動、診察を含み業務上使用する目的で上記の行為を行うことは私的使用には該当せず違法です。また私的使用のためであっても、代行業者等の第三者に依頼して上記の行為を行うことは違法となります。